AF281190

PREVALENCIA DE LA DEFICIENCIA Y DE LA INSUFICIENCIA DE VITAMINA D EN MUJERES EMBARAZADAS DEL HOSPITAL GENERAL UNIVERSITARIO DE ELCHE

Concepción Martínez Martínez

Prevalencia de la deficiencia y de la insuciencia de Vitamina D en mujeres embarazadas del Hospital General Universitario de Elche
ISBN Libro en papel: 978-84-685-8231-3
ISBN eBook en PDF: 978-84-685-8232-0
Impreso en España
Editado por Bubok Publishing S.L

Para Fran,

gracias por cumplir todos mis desos.

Para Noa,

gracias por ser mi mejor deseo.

ÍNDICE

RESUMEN

Introducción y objetivos: La deficiencia de vitamina D durante el periodo gestacional se ha relacionado con eventos adversos durante el embarazo y con el desarrollo infantil post-natal. En este trabajo se analizan los niveles séricos de vitamina D [25(OH)D] y las causas relacionadas con su deficiencia e insuficiencia en embarazadas del área del Baix Vinalopó (Elche).

Material y métodos: Se han analizado datos de 326 embarazadas participantes en el proyecto de investigación "Estudio del metabolismo de la vitamina D en la población materno/infantil de la comarca de Baix Vinalopó (Elx)" a las que se determinó la vitamina D [25(OH)D] en el primer trimestre de embarazo mediante un método de inmunoensayo por quimio-luminiscencia (CLIA). Se han estimado las prevalencias de deficiencia [<20 ng/ml] e insuficiencia [20-30 ng/ml] de vitamina D. Se valoraron las siguientes variables maternas: medidas antropométricas (talla, peso e índice de masa corporal), sociodemográficas (edad, país de nacimiento, etnia), estilo de vida (uso de velo/ burka, consumo de tabaco, toma de vitaminas o suplementos de vitamina D) y los parámetros bioquímicos (Vitamina D y PTH).

Resultados: La concentración media de 25(OH)D fue 18,4 ng/mL. Un 60,4% de las embarazadas presentaron situación de deficiencia y un 31,9% de insuficiencia. Los valores de 25(OH)D fueron superiores en los meses de verano (media 24,4 ng/mL). Se encontró un mayor porcentaje de valores deficientes en las gestantes con sobrepeso/obesidad y en las de edades por debajo de 25 años.

Conclusiones: Se ha encontrado una alta tasa de embarazadas de primer trimestre con valores de vitamina D deficientes o insuficientes, en especial en las que no se extrajeron sangre en verano, en las que presentaron sobrepeso/obesidad y en las más jóvenes.

Palabras clave: Embarazo. Vitamina D. Deficiencia. Efectos Adversos. PTH

ABSTRACT

Background and objectives: Vitamin D deficiency during the gestational period has been related to adverse events during pregnancy and postnatal child development. This paper analyzes the serum levels of vitamin D [25(OH)D] and the causes related to its deficiency and insufficiency in pregnant women in the Baix Vinalopó area (Elche).).

Methods: The data of 326 pregnant women participating in the research project "Study of the metabolism of vitamin D in the maternal/infantile population of the Baix Vinalopó region (Elx)" have been analyzed, in which 25(OH)D in the first trimester of pregnancy using the chemiluminescence immunoassay method (CLIA). The prevalence of vitamin D deficiency [<20 ng/ml] and insufficiency [20-30 ng/ml] has been estimated.. The following maternal variables were assessed: anthropometric measurements (weight, height, and body mass index), sociodemographic (age, country of birth, ethnicity), lifestyle (wearing a veil/burqa, smoking, taking vitamins or supplements of vitamin D) and biochemical parameters (Vitamin D and PTH).

Results: The mean concentration of 25(OH)D was 18.4 ng/mL. 60.4% of the pregnant women presented a situation of deficiency and 31.9% of insufficiency. The 25(OH)D values were higher in the summer months (mean 24.4 ng/mL). A higher percentage of deficient values was found in overweight/obese pregnant women and in those under 25 years of age.

Conclusions: A high rate of first-trimester pregnant women with deficient or insufficient vitamin D values has been found, especially in those who did not have blood drawn in the summer, in those who were overweight/obese, and in the youngest.

Key words: Pregnancy. Vitamin D. Deficiency. Adverse effects. PTH

INTRODUCCIÓN

La llamada vitamina D, es una vitamina liposoluble relacionada con el ciclo metabólico del calcio y el fósforo y su absorción ósea. En la actualidad, a causa del extenso estudio sobre todas sus acciones extra-esqueléticas, su deficiencia se ha vinculado también con una mayor probabilidad de sufrir otras complicaciones para la salud como la presencia de infecciones, enfermedades cardiovasculares, diabetes (tipo I y II), asma, obesidad, ciertos tipos de cáncer (mama, ovario, próstata y colon), enfermedades inflamatorias intestinal y algunos trastornos neurológicos (esquizofrenia, esclerosis múltiple, depresión)[1-2]. Valores disminuidos de vitamina D en la gestación se han relacionado con una alta tasa de eventos no deseables en el embarazo y en el crecimiento y desarrollo del feto (diabetes gestacional, preeclampsia, talla pequeña, menor maduración neurológica del recién nacido...)[3-5]. Desde hace unas décadas, en España y otros países de Occidente, han vuelto a aparecer casos de neonatos con raquitismo, así como otros estudios que muestran valores deficientes/insuficientes de vitamina D en cierta población que se puede considerar sana, y que se relacionan sobretodo con lactancia materna de madres con déficit [6-7].

La radiación solar es la causa fundamental de la que obtenemos vitamina D, y por tanto el primer motivo de su déficit es una exposición insuficiente o inadecuada. Los principales factores que influyen en su síntesis son la estación del año, la pigmentación cutánea, la latitud, la superficie de piel expuesta, la edad y pasar mas tiempo en espacios cerrados. Incluso se ha documentado que en personas obesas se produce un reclutamiento de la vitamina D y que se produce un descenso de las concentraciones de vitamina D por el uso de fotoprotectores de factor 30 o superior en más de un 95% [9].

Recientemente, estudios poblacionales han documentado una alta prevalencia de bajas concentraciones de vitamina D en suero de recién nacidos [8-9]. En cambio, no se conoce la prevalencia de valores deficientes o insuficientes en el curso del embarazo en nuestro país. El objetivo de este trabajo es hacer una estimación de los valores de vitamina D séricos en embarazadas de la zona de Elche.

Metabolismo general de la vitamina D

La vitamina D existe en dos isoformas principales, el colecalciferol o vitamina D3 y ergocalciferol o vitamina D2. La vitamina D3 se produce por vía cutánea a partir del 7-dehidrocolesterol, por la acción de los rayos ultravioleta B (UVB) o por la ingesta de ciertos productos alimenticios como yema de huevo y pescados grasos, mientras que la vitamina D2 se deriva de la ingesta de fuentes fúngicas como hongos y levaduras. Como la vitamina D3 y D2 tienen un metabolismo similar, no las diferenciamos a menos que se indique lo contrario y nos referimos a la vitamina D sin distinguir D2 y D3 a lo largo de este documento [10]. Además de su producción en la piel y de la alimentación, la vitamina D también se suministra por suplementos y productos fortalecidos con vitamina D. Varios países como Estados Unidos, Canadá, India y Finlandia, ya han introducido la fortificación sistemática de ciertos productos con vitamina D, por ejemplo, varios tipos de lácteos [11]. Aproximadamente, un 80% del suministro de vitamina D se deriva de la producción endógena en la piel, mientras que solo un 20% del suministro de vitamina D se deriva de la ingesta oral. Aunque existe una variación individual y estacional significativa en el suministro de vitamina D [10].

En nuestro metabolismo, la vitamina D se transforma en 25-hidroxivitamina D (25(OH)D) en el órgano hepático mediante diferentes enzimas 25-hidroxilasas. La 25(OH)D en sangre, tiene una vida media aproximada de dos a tres semanas y se usa para la clasificación del estado de la vitamina D porque refleja mejor el suministro de vitamina D de todas las distintas fuentes. En el torrente sanguíneo, la mayor parte de de la 25(OH)D, aproximadamente el 85-90%, se une a la proteína transportadora de vitamina D (DBP), el 10-15% a la albúmina y menos del 1% no se une (libre). Actualmente, para la clasificación del estado de la vitamina D se basan en los valores de la 25(OH)D total, es decir, la suma de la 25(OH)D unida y libre, aunque se puede dar un valor para medir la 25(OH)D libre porque, según la hipótesis de la hormona libre, exclusivamente la fracción libre puede cruzar la membrana celular y ejercer sus efectos dentro de las células. Sin embargo, en algunos tejidos como la placenta, los riñones y las glándulas paratiroideas permiten la absorción la 25(OH)D unida a DBP a través del complejo megalina/cubilina. Por lo que el papel biológico de la 25(OH)D libre y otros metabolitos libres de la vitamina D aún deben estudiarse más a fondo. Aunque se mide la 25(OH)D para evaluar el estado de la vitamina D, es necesario un paso adicional de hidroxilación para convertir la 25(OH)D en 1,25(OH)$_2$D, que es la forma activa de la vitamina D o calcitriol, que tiende a unirse al receptor de vitamina D (VDR) porque tiene mayor afinidad. La 1,25(OH)$_2$D deriva principalmente de la mutación de 25(OH)D a 1,25(OH)$_2$D en los riñones catalizada por la 1-alfa-hidroxilasa, pero en ciertos tejidos extrarrenales también pueden tranformar 25(OH)D a 1,25(OH)$_2$D a nivel local/tejido. La concentración de la 1-alfa-hidroxilasa a nivel renal está regulada por parámetros del metabolismo mineral siendo estimulada por la hormona paratiroidea (PTH) e inhibida por el factor de crecimiento de fibroblastos 23 (FGF-23). La producción 1,25(OH)$_2$D extrarrenal depende en gran medida del sustrato y está regulada diferencialmente. La actividad biológicas del calcitriol está mediada por la unión al VDR con la regulación posterior de la expresión de cientos de genes. Por lo tanto, la 1,25(OH)$_2$D funciona como una hormona esteroide clásica, como las hormonas tiroideas o sexuales. La degradación de los metabolitos de la vitamina D se inicia mediante la 24-hidroxilación que conduce a la formación de ácido calcitroico después de varios pasos de hidroxilación y oxidación. El ácido calcitroico finalmente se excreta en la bilis y la orina[12]. (Figura 1)

Figura 1. Síntesis de vitamina D

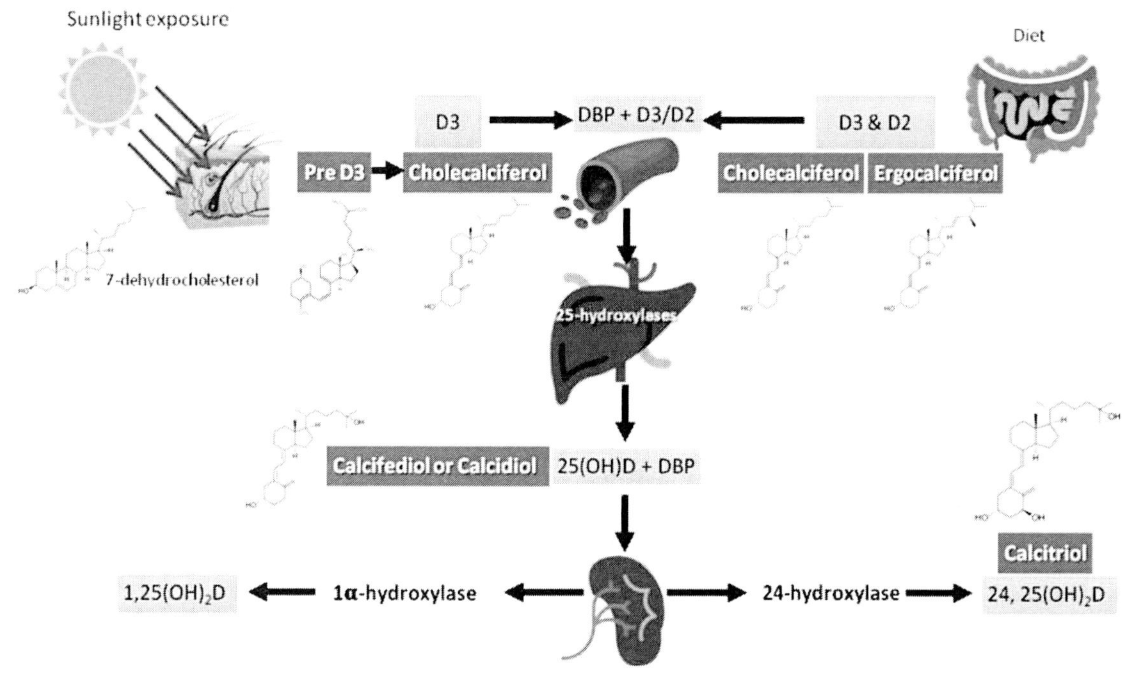

" La síntesis de vitamina D3 (colecalciferol, D3) se produce en la piel, donde la pro-vitamina D3 (7-dehidrocolesterol) se convierte en previtamina D3 en respuesta a la exposición a la luz solar (radiación ultravioleta B). La vitamina D3, obtenida de la isomerización de la previtamina D3 en las capas basales epidérmicas, o de la absorción intestinal de alimentos naturales y fortificados y suplementos D2 (ergocalciferol) y D3, se une a la proteína transportadora de vitamina D (DBP) en el torrente sanguíneo, y es transportado al hígado. D2 y D3 son hidroxilados por 25-hidroxilasas hepáticas. El 25-hidroxicolecalciferol [25(OH)D] resultante (calcifediol o calcidiol) es 1-hidroxilado en el riñón por la 1α-hidroxilasa. Esto produce el secoesteroide activo 1,25(OH)$_2$D (calcitriol), que tiene diferentes efectos en varios tejidos diana. La síntesis de 1,25(OH)$_2$D a partir de 25(OH)D es estimulada por la hormona paratiroidea y suprimida por el calcio, el fosfato y la propia 1,25(OH)$_2$D." (Domínguez LJ, Farruggia M, Veronese N, Barbagallo M. Vitamin D Sources, Metabolism, and Deficiency: Available Compounds and Guidelines for Its Treatment. Metabolites. 2021 Apr 20;11(4):255.)

Embarazo y vitamina D

En el embarazo, algunos aspectos del metabolismo de la vitamina D tienen relevancia a nivel fisiológico [16-23]. En comparación con las no embarazadas, en las mujeres embarazadas aumenta considerablemente la concentración de 1,25(OH)₂D, al doble en el primer trimestre y del doble al triple a lo largo del embarazo con una rápida disminución después del parto[16]. El riñón es donde se produce principalmente 1,25(OH)₂D, pero considerando que las concentraciones de PTH son más bajas en embarazadas que en las mujeres que no lo están, existen ciertas dudas sobre el conocimiento de la regulación de los valores de 1,25(OH)₂D durante el embarazo [21]. Una de las hipótesis que se han planteado es que, además de las células tubulares proximales, las células inmunitarias activadas también podrían producir 1,25(OH)₂D, como los macrófagos en el riñón. Además, otras hormonas como, por ejemplo, el péptido relacionado con la PTH, también podrían intervenir en la regulación de los valores de 1,25(OH)₂D durante el embarazo [22]. Cabe destacar también que existe una correlación positiva más fuerte en mujeres embarazadas entre las concentraciones séricas de 1,25(OH)₂D y 25(OH)D, que en mujeres no embarazadas, lo que advierte que la síntesis de 1,25(OH)₂D depende del sustrato, es decir, de las concentraciones de 25(OH)D en el embarazo[16]. En la placenta también se produce 1,25(OH)₂D localmente sin contribuir a los valores circulantes de 1,25(OH)₂D de forma significativa.

Varios estudios observacionales informaron que el comienzo del tercer trimestre va acompañado de un aumento de la DBP con un pico de un 40-50% más de concentraciones de DBP, si lo extrapolamos a las no gestantes, y una disminución al término [19]. El hígado suele ser el principal productor de DBP, pero debido a que los trofoblastos placentarios expresan DBP en su superficie celular, se presupone que el aumento de las concentraciones de DBP puede ser debido a la alta tasa de recambio de los trofoblastos.

A pesar de que el metabolismo de la vitamina D presenta cambios importantes en las gestantes, como una mayor producción de 1,25(OH)₂D, no existen cambios en los valores totales de 25(OH)D en suero, aunque algunos estudios sugieren que la 25(OH)D sérica podría ser más baja durante el embarazo [16-19]. Aún no está claro, pero parece haber una pequeña disminución de la 25(OH)D libre durante el embarazo que puede justificarse por el aumento de las concentraciones séricas de DBP [18]. Hay que tener en cuenta que el feto depende totalmente del estado de vitamina D de la madre, por lo que existe un gran paralelismo entre los valores de 25(OH)D en la sangre materna y el cordón umbilical. La 25(OH)D atraviesa la placenta, sin embargo la 1,25(OH)$_2$D es producida por los riñones fetales [22]. Aproximadamente, los valores de 25(OH)D en el cordón son del cincuenta al ochenta por ciento de los valores maternos en suero [20]. Esto resalta la importancia de suministrar la vitamina D adecuadamente a mujeres embarazadas.

Fisiológicamente, el ciclo de la vitamina D es fundamental para la hemostasis ósea y del calcio (mineral), y tanto en el embarazo como en la lactancia se requiere un estado de vitamina D adecuado para evitar alteraciones en el sistema óseo y mineral [24]. Por otra parte, la suplementación con vitamina D puede prevenir la hipocalcemia neonatal, que puede provocar el ablandamiento de los huesos (por ejemplo, craneotabes y varias patologías del raquitismo) y, en casos extremos, convulsiones y miocardiopatía dilatada [14-15]. Aunque existen muchas dudas aún con respecto al papel fisiológico de la vitamina D para la absorción ósea del calcio durante el embarazo y la lactancia, los datos existentes sugieren que durante el embarazo, el sistema de la vitamina D está implicado en la modulación inmune de la interfaz materno-fetal [16-24]. La vitamina D tiene otras funciones como pueden ser la maduración respiratoria, estimular la secreción de hormonas sexuales y la implantación/placentación [16-24]. Se considera que la vitamina D también puede ser importante para la prevención de preeclampsia debido a que puede estabilizar el endotelio a través de mecanismos no genómicos [16]. Además, la vitamina D puede ejercer muchos otros efectos relevantes debido a la expresión de VDR y enzimas de su metabolismo en el tracto reproductivo de hombres y de mujeres [16-24].

Niveles óptimos de vitamina D

Aún no está consensuado cuales son los valores 25(OH)D más adecuados para la salud. En general, se considera ideal una concentración sérica mayor de 20 ng/mL en adultos, y mayor de 30 ng/mL para los mayores de 65 años, pacientes en tratamiento con antirresortivos o anabólicos óseos, sujetos a terapias que aumentan el riesgo de fracturas (es decir, glucocorticoides, tratamientos para el cáncer hormonal). Sin embargo, organismos nacionales e internacionales indican diversos rangos de 25(OH)D para considerar un estado ideal de vitamina D, lo que también implica una definición diferente de deficiencia o insuficiencia de esta vitamina/hormona fundamental. Esto se ilustra en la Tabla 1.

Recientemente, en una conferencia internacional sobre controversias en vitamina D, muchos de los grupos de interés acordaron que el estado de vitamina D en adultos se debe categorizar de la siguiente manera: (i) suficiencia, definida como una concentración de 25(OH)D > 30 ng/mL; (ii) insuficiencia, entre 20 y 30 ng/mL; (iii) deficiencia, < 20 ng/mL; (iv) riesgo de toxicidad, > 100 ng/mL en adultos que consumen cantidades considerables de vitamina D[25].

Tabla 1. Rangos de los valores de 25(OH)D para distintos organismos internacionales para definir los niveles de deficiencia/insuficiencia/suficiencia de vitamina D. (Domínguez LJ, Farruggia M, Veronese N, Barbagallo M. Vitamin D Sources, Metabolism, and Deficiency: Available Compounds and Guidelines for Its Treatment. Metabolites. 2021 Apr 20;11(4):255)

25(OH)D [ng/mL]	NAM/NIH	ES	NOS	SACN	AGS*	ESE
<10	deficiencia	deficiencia	deficiencia	deficiencia	deficiencia	deficiencia
10-20	riesgo de insuficiencia	deficiencia	riesgo de insuficiencia	suficiencia	deficiencia	deficiencia
20-30	suficiencia	insuficiencia	suficiencia	suficiencia	riesgo de deficiencia	insuficiencia
30-50	suficiencia	concentración deseable	suficiencia	suficiencia	concentración minima aceptable	suficiencia
50-100	posible exceso de eventos adversos	concentración deseable			posible aparición de toxiciddad	
100-150	posible exceso de eventos adversos					
>150				toxicidad		

NAM: National Academy of Medicine (former Institute of Medicine, IOM), USA; NIH: National Institute of Health, USA; ES: Endocrine Society, USA; NOS: National Osteoporosis Society, UK; SACN: Scientific Advisory Committee on Nutrition, UK; AGS: American Geriatrics Society, USA; ESE: European Society of Endocrinology. * Valores aplicables a edad avanzada.

Exposición solar

La producción de vitamina D en la piel va a estar muy relacionada con la radiación del Sol que aborda a la epidermis. Por lo tanto, todos los factores que alteren estas radiaciones van a interferir en la síntesis de vitamina D. Los factores más importantes son:

-Baja exposición solar de algunas poblaciones, como pueden ser los ancianos y las lactantes, que por su condición corren más riesgos,

-Uso cremas fotoprotectoras. Los protectores solares, utilizados para evitar melanomas, con factor de protección mayor o igual a 8 reducen hasta un 95% la síntesis de vitamina D.

-Edad: Con el paso de los años se ve disminuido el precursor de vitamina D que hay en la dermis y suele tomarse menos el sol (limitaciones de movilidad, costumbres, etc.).

-Pigmentación: La melanina es un competidor del 7-dehidrocolesterol, por eso es más habitual encontrar déficit en la raza africana y asiática.

-La latitud: La síntesis de vitamina D se ve favorecida en los sitios más próximas al ecuador ya que la luz solar posee más intensidad.

-Temporalidad: Se verá disminuida la producción de vitamina D en otoño e invierno ya que llega menos radiación solar que en primavera y verano.

-La hora del día: A mediodía la radiación UV es más intensa ya que incide de manera vertical sobre la tierra y tiene que cruzar menor cantidad de atmósfera.

-La altitud: Cuanta más altitud, el tramo de atmósfera que tiene que atravesar la radiación es menor.

-El clima: Mientras que los cielos más nubosos aminoran la cantidad de radiación UV, los cielos más despejados dejan pasar prácticamente toda la radiación UV.

-La reflexión: Una parte de la radiación incipiente se absorbe y otra parte se refleja. Por ejemplo, la nieve es capaz de reflejar hasta el 80% de los rayos UV que impactan sobre ella.

-Otras causas: La contaminación ambiental, la cantidad de oxígeno tanto en la atmósfera como en la estratosfera, etc., causan una disminución en la dosis de radiación solar que es capaz de llegar a la gente, viéndose comprometida la síntesis endógena.

El 75% de la vitamina D se produce en la piel por la acción de los rayos UVB, habiendo evidencia de que tomar el sol reduce el peligro de fracturas incluso en ancianos. Se considera que la radiación necesaria para que se produzca vitamina D en la piel y pase a la circulación es de 18 mJ/cm [26]. Con los años se disminuye la posibilidad de producción cutánea, pero hasta en edades avanzadas se muestran valores mayores vitamina D en los de mayor exposición solar, que además se ven acompañadas de mejores funciones vitales [27]. Además hay otros elementos que van a influir en la capacidad de síntesis de vitamina D en la piel como la estación del año, la latitud geográfica, la hora del día, el uso de protectores solares y el fototipo de la piel [9]. La melanina de la piel dificulta la producción de la vitamina. Para sintetizar la misma cantidad de Vitamina D que un caucásico después de una exposición de 10-12 minutos, en el mismo día y lugar, un asiático indio necesita una media hora mientras que un africano unos 120 minutos [16]. Los protectores solares, cuyo uso previene el cáncer, limitan la producción con un factor superior a 8. La diferencia de la radiación estacional hace que la concentración de vitamina D sea mayor al final del verano que al final del invierno [9]. Hasta en ciertos individuos que pasan mucho tiempo bajo el Sol, podemos encontrarnos estados deficitarios de vitamina D que pueden deberse a características géneticas individuales [9]. Se puede considerar que una adecuada exposición sería tomar el sol de 5 a 30 minutos en brazos y piernas o cara y brazos, entre las 10:00 y las 15:00 horas, dos veces por semana desde la primavera al otoño a 42° de latitud. Lo que sería óptimo para mantener unos niveles de vitamina D adecuados y hasta incluso almacenar un excedente para el invierno.

Aportes dietéticos

El aporte de un microgramo al día de vitamina D conlleva un aumento en sangre de 1 nmol/l (0,4 ng/mL). El Instituto de Medicina Estadounidense en el año 2010, propuso el aporte dietético recomendado (ADR) para la vitamina D; lo que supuso una dosis de ingesta superior a las recomendadas hasta la fecha, que eran de 400 UI en niños, adultos y ancianos, pasando ahora a 600 UI en los niños y adultos y 800 UI en los más mayores. La Federación Española de Sociedades de Nutrición, Alimentación y Dietética (FESNAD) propuso en ese mismo año sus recomendaciones ingesta de vitamina D, con dosis de 400 UI en niños y adultos, incluidas las embarazadas y lactantes y 600 UI en mayores de 60 años.

En Europa, se estima que la cantidad media de vitamina D que se ingiere al día es de 100 UI, y en EEUU, donde ciertos productos como la leche se enriquecen con vitamina D, es de 240 UI. Según las costumbres culturales y la ley de cada país se puede condicionar el ADR de vitamina D. En

Norteamérica el enriquecimiento de los alimentos es mayor que en Europa. En España están enriquecidos los cereales, la leche infantil adaptada y otros productos alimentarios. Por otra parte, el aporte de vitamina D o de calcio se pueden modificar por la forma de cocinar [29].

Relación entre el IMC y la vitamina D

La insuficiencia de vitamina D parece estar ligada a la obesidad, lo que probablemente se deba a la disminución de la disponibilidad biológica de la vitamina D debido a su depósito en los compartimentos de grasa corporal [30].

Varios estudios sugieren que esta vitamina, por su característica liposoluble, es retenida por la grasa corporal que tiene la capacidad de metabolizar localmente la 25(OH)D. Por otra parte, la vitamina D es capaz de regular la epigenética relacionada con el proceso de adipogénesis, estrés oxidativo, inflamación y metabolismo en adipocitos maduros. Valores bajos de 25(OH)D en suero se asocian positivamente con la obesidad o el IMC en adultos y niños [31].

ESTADO DE LA CUESTIÓN

La deficiencia de vitamina D es común a nivel mundial. Algunos estudios observacionales sugieren que concentraciones menores a 20 ng/ml sean un marcador de riesgo para la infertilidad y diferentes eventos adversos del embarazo y se correlacionan con valores bajos de vitamina D en la leche materna. Por otro lado, ciertos meta-análisis de ensayos controlados aleatorios (ECA) indican que tomar suplementos de calciferol no es perjudicial ya que se ve favorecido el estado de la vitamina D y el calcio. Aunque varios ECA y/o meta-análisis documentaron algunos otros efectos beneficiosos, existen ciertas dudas si con la fortificación con vitamina D se mejora la capacidad de concebir o se disminuyen los eventos adversos en la gestación. Sin embargo, con cierta frecuencia se requiere la suplementar con vitamina D a mujeres embarazadas para lograr un nivel de vitamina D adecuado según las recomendaciones de las guías nutricionales de vitamina D [10].

Distintas investigaciones de estudios observacionales muestran que valores bajos de 25(OH)D se asocian con ciertos resultados neonatales y del embarazo adversos [32-34]. En esta misma línea, ciertas revisiones y meta-análisis apoyan la idea de que bajas concentraciones de 25(OH)D son una causa de padecer diabetes gestacional o alteraciones hipertensivas en embarazadas, como la preeclampsia [35-40]. Así mismo, en la mayoría de los metanálisis publicados, existe un paralelismo entre bajas concentraciones de 25(OH)D en gestantes y un mayor riesgo de sibilancias, asma infantil, rinitis alérgica, eccema e infecciones del tracto rmespiratorio en sus hijos [41-47]. Ciertos estudios proponen que el nivel de la vitamina D es muy importante en la desenvoltura cognitiva, desarrollo cerebral y la función psicológica y que reduce los casos de trastornos del espectro autista, aunque los datos no son concluyentes [48-52]. Se debe destacar que los meta-análisis de estudios observacionales informaron que bajas concentraciones de 25(OH)D durante el embarazo se relacionan con un alto riesgo de padecer partos prematuros y bebés pequeños para la edad gestacional [53-55]. Otros meta-análisis también asocian el déficit de vitamina D con la depresión postparto [56-59]. Otras consecuencias, como el crecimiento óseo fetal o la maduración pulmonar neonatal, también pueden verse influenciados por el estado de la vitamina D, aunque se necesitan más datos [60-61].

Por otra parte, la hormona PTH secretada por la glándula paratiroidea, participa en la regulación del calcio. Puede obtener calcio del hueso en estados de hipocalcemias, e incrementar la síntesis renal de $1,25(OH)_2D$, para facilitar la absorción del calcio. Adicionalmente, también es capaz de elevar la reabsorción tubular de calcio. Frecuentemente, se ven analíticas en las que se muestran valores de

PTH más altas que los valores normales, pero con niveles normales de calcio, fósforo, creatinina y filtrado glomerular, hecho que no se concuerda con un hiperparatiroidismo primario. En la mayoría de estos casos, el incremento de PTH va emparejado a una deficiencia de vitamina D, por lo que estaríamos hablando de un hiperparatiroidismo secundario a la deficiencia de la vitamina D [22].

JUSTIFICACIÓN

Durante los periodos de embarazo y lactancia se aumentan las necesidades nutricionales que permiten un adecuado crecimiento y desarrollo en estos dos periodos; igualmente para afrontar todas las alteraciones que pueden aparecer en el organismo de la madre durante estas etapas. Dentro de todos los cambios endocrinológicos se encuentran los distintas alteraciones en la absorción mineral ósea con el fin de aportar la cantidad de calcio necesaria para el crecimiento del bebé. La vitamina D es fundamental durante este periodo ya que está implicada en el metabolismo regulador del calcio y de la expresión génica.

El análisis de las conexiones entre las cualidades obstétricas, sociodemográficas, aptitudes vitales, personales y de alimentación determinarán los elementos de riesgo asociados con los bajos valores de vitamina D en las embarazadas, importantes para la preparación de programas de prevención y control.

Por las razones antes mencionadas, consideramos pertinente la realización de un trabajo en el que se evalúe la deficiencia y/o insuficiencia de vitamina D en embarazadas del área del HGUE.

HIPÓTESIS

La hipótesis de este trabajo es que existe un mayor déficit/insuficiencia de vitamina D en gestantes del área del HGUE respecto a lo publicado en población general.

OBJETIVOS

1. Medir los valores de vitamina D en mujeres embarazadas de primer trimestre en el área del HGUE.

2. Analizar la prevalencia de deficiencia e insuficiencia de vitamina D en gestantes del área del HGUE.

3. Estudiar los elementos causantes de la deficiencia y de la insuficiencia de vitamina D en las gestantes del área del HGUE.

METODOLOGÍA

Diseño

Es un estudio observacional transversal.

Población de estudio

Se analizaron los datos del Proyecto de Investigación "Estudio del metabolismo de la vitamina D en la población materno/infantil de la comarca del Baix Vinalopó (Departamento de salud de Elx)" realizado entre Noviembre 2010 y Diciembre 2011.

Se calculó el tamaño muestral considerando una prevalencia estimada de déficit de vitamina D del 40%, estimando una precisión del 10% y una confianza del 95%. Para lo que se obtuvo un tamaño de muestra de 93 mujeres a ser entrevistadas.

La población de estudio se constituyó por mujeres embarazadas que residían en el área sanitaria del Hospital General de Elche, que tenían una edad mínima de 17 años, se encontraban dentro de las semanas gestacionales 9 y 13, tenían la intención de llevar el seguimiento gestacional y dar a luz en el hospital de referencia indicado, no padecen enfermedades crónicas previas y no presentan objeción alguna a la comunicación.

El proyecto se aprobó por el comité de ética de investigación clínica del Hospital General Universitario de Elche. Las embarazadas incluidas obtuvieron toda la información del estudio de forma verbal y por escrito y firmaron el documento del consentimiento informado incluido en el ANEXO III.

Variables a estudio

Se utilizó un cuestionario semicuantitativo de 7 ítems (edad, país natal, uso de velo, peso, talla, consumo de tabaco, toma de fármacos). También se tomaron referencias sobre la ingesta de suplementos con vitamina D.

- *Variables sociodemográficas y antropométricas*

Los datos sociodemográficos fueron recogidos a través de entrevistas personales.

Se registraron los siguientes datos:

- Fecha de nacimiento.

- País de nacimiento

- Étnia: Blanca, negra, asiática, árabe, gitana, otras. Más adelante, se clasificaron en mujeres blancas, piel oscura y árabes.

Las medidas antropométricas se tomaron en una báscula calibrada (sensibilidad del 0,1 kg) para medir el peso y en un estadiómetro calibrado (sensibilidad 0,1 cm) para medir la altura. A través de la fórmula IMC= Kg/m^2 se calculó el índice de masa corporal (IMC) y se hizo una clasificación según los siguientes valores: Bajo peso (IMC: <18,5 kg/m2), saludable (18,5 - 24,9 kg/m2), sobrepeso (25,0 - 29,9 kg/m2) y obesidad (>30 kg/m2).

En los estilos de vida se recolectaron datos el consumo de tabaco o de alcohol. El uso de velo o burka. El consumo de multivitamínicos y suplementos de vitamina D.

- *Variables analíticas*

El proceso de la extracción de sangre, para analizar los datos bioquímicos, se hizo tras un ayuno mayor a 8 horas a cargo de los enfermeros/as de los centros de referencia. Las muestras llegaron al laboratorio y se procesaron inmediatamente. Fueron almacenadas a -80 C hasta su determinación. Además, fueron registradas la fecha de la extracción y la edad gestacional.

Las variables analizadas fueron:

- La vitamina D en suero. Utilizando el método de inmunoensayo LIAISON® 25 OH Vitamin D TOTAL Assay en el analizador LIAISON® XL Analyzer de DiaSorin.[62]

Consideremos valores de deficiencia de vitamina D a los valores por debajo de 20 ng/mL, insuficiencia los valores entre 20 y 30 ng/mL y suficiencia valores por encima de 30 ng/dL.

- La PTH en suero. Mediante el método de inmunoquimioluminiscencia LIAISON® 1-84 PTH Assay en el analizador LIAISON® XL Analyzer de DiaSorin.[63]

Plan de trabajo

Este proyecto se realizó con la ayuda profesional de diferentes sanitarios (ginecólogos/as, matrones/as, enfermeros/as y técnicos de laboratorio) de las consultas externas del HGUE, y del laboratorio de análisis clínicos del HGUE.

Antes de empezar el reclutamiento, el grupo de responsable del proyecto instruyó a las matronas para estandarizar el procedimiento, definiendo la metodología y la aplicación de los cuestionarios. Más adelante, las matronas incorporaron a las mujeres del estudio.

A lo largo de las distintas visitas de seguimiento prenatal, las matronas rellenaron el cuestionario del estudio mediante entrevistas personales con las pacientes. En la misma visita la paciente firmaba el consentimiento informado (ANEXO III). Una vez rellenos, se adjuntaban dichos cuestionario al volante de extracción de sangre correspondiente al primer trimestre.

Cuando la paciente acudía a la extracción de sangre en el HGUE, el/la enfermero/a responsable de la extracción enviaba los tubos y los documentos al laboratorio de análisis clínicos. Los TEL responsables de recepcionar las muestras remitían dichos documentos al área de hormonas, donde el facultativo responsable o un residente implicado en el estudio registraba a la paciente en un documento excel y archivaba los documentos.

Análisis estadístico

Las variables se expresaron en media y desviación estándar, y en porcentajes. Dependiendo de las características de las variables se utilizaron las siguientes pruebas estadísticas: la t de Student, $\chi 2$ o ANOVA.

El nivel de significación estadística se implantó con un valor de $p < 0,05$ y se trabajó con el paquete de IBM SPSS Statistics (version 28.0.0.0) para los análisis estadísticos.

RESULTADOS

De la muestra inicial reclutada en Elche (336), se recogieron muestras de sangre en 325 de ellas (97%) y se analizó el valor de 25(OH)D en las semanas de gestación entre la 9 y la 13. Lo que supone un tamaño muestral mayor al calculado previamente y por lo que pudimos afirmar que los resultados son extrapolables a la población general. Sólo a 49 de ellas se les determinó la 25(OH)D en el tercer trimestre. También se estudió la concentración de PTH en el primer trimestre a 205 de ellas.

La edad materna media fue de 30,5, la mayoría eran de origen español (83%), solo un 3% usaban velo de forma habitual, la mayoría tomaba medicación del tipo multivitamínicos (91,5%) y sólo el 0,6% suplementos de vitamina D. El 25% presentaba sobrepeso (IMC: entre 25 y 30) y el 8,3% obesidad (IMC>30).(Tabla 2)

Los valores séricos medios de 25(OH)D del primer trimestrte fueron de 18,4 ng/mL (Tabla 2). El 60,4% tenían niveles de 25(OH)D <20 ng/ml, el 31,9% valores entre 20-30 ng/mL y el 7.7% >30 ng/mL (Tabla 3). Los valores séricos de 25(OH)D del primer trimestre, teniendo en cuenta la estación en la que se produce la extracción, se muestra en la Tabla 2. La concentración de 25(OH)D fue mayor en verano (media 23,4 ng/mL) con respecto a la media total (18,4 ng/mL) con p<0.001.

Se encontró correlación significativa entre el uso de velo y los niveles de 25(OH)D. En todos los casos en los que se usaba velo (3%) el valor de 25(OH)D se encontraba por debajo de 20 ng/mL, con una media de 6 ng/mL y p<0,001.

No se encontraron asociaciones significativas entre fumadoras y no fumadoras, ni en las que tomaban o no medicación del tipo multivitamínicos.

En cuanto a la edad de las embarazadas, mostraron un mayor porcentaje de valores insuficientes de vitamina D (20-30 ng/mL) las mayores de 35 años, al tiempo que las menores de 25 mostraron el mayor porcentaje de valores deficientes (<20 ng/mL).

Tabla 2. Datos de las embarazadas de la comarca del Baix Vinalopó y su distribución en función de la estación del año en que se hicieron la extracción.

		Primavera	Verano	Otoño	Invierno	Total	p-valor
		N (%)	N (%)	N (%)	N (%)	N(%)	
Edad MADRE		88 (26,6)	89 (26,9)	43 (13,0)	111 (33,5)	331 (100)	0,300
Media (DE)		29,7 (5,1)	31 (5,0)	30,7 (5,3)	30,7 (4,6)	30.5 (4,9)	
Peso Madre		81 (25,0)	89 (27,5)	43 (13,3)	111 (34,3)	324 (100)	0,712
Media (DE)		63,5 (10,6)	63,5 (10,8)	64,8 (9,1)	65 (13,5)	64,2 (11,5)	
Talla Madre		81 (25,0)	89 (27,5)	43 (13,3)	111 (34,3)	324 (100)	0,418
Media (DE)		1,6 (0,1)	1,6 (0,1)	1,6 (0,1)	1,6 (0,1)	1,6 (0,1)	
IMC Madre		81 (25,0)	89 (27,5)	43 (13,3)	111 (34,3)	324 (100)	0,556
Media (DE)		23,8 (3,6)	24,1 (3,7)	24 (3,4)	24,6 (5,7)	24,2 (4,4)	
Vitamina D (1T)		87 (26,7)	89 (27,3)	43 (13,2)	107 (32,8)	326 (100)	<0,001
Media (DE)		17,3 (12,1)	24,4 (7,9)	16,1 (7,1)	16,1 (6,6)	18,4 (9,3)	
Vitamina D (3T)		28 (57,1)	20 (40,8)	0 (0)	1 (2,0)	49 (100)	<0,001
Media (DE)		19,9 (6,7)	21 (7,9)		13,8 (0)	19,6 (7,0)	
PTH (1T)		37 (30,0)	87 (0,5)	22 (19,8)	62(49,8)	208 (100)	<0,001
Media (DE)		24,8 (15,8)	25,9 (10,7)	16,1 (9,8)	20,4 (9,9)	23,0 (11,8)	
País	España	73 (83,0)	72 (80,9)	38 (88,4)	94 (84,7)	279 (83,0)	0,726
	Otros	15 (17,0)	17 (19,1)	5 (11,6)	17 (15,3)	57 (17,0)	
Velo	No	84 (95,5)	88 (98,9)	41 (95,3)	108 (97,3)	321 (97,0)	0,476
	Sí	4 (4,5)	1 (1,1)	2 (4,7)	3 (2,7)	10 (3,0)	
	Burka	0 (0)	0 (0)	0 (0)	0 (0)	0(0)	
Fumadora	No	73 (83,0)	73 (82,0)	33 (76,7)	91 (82,0)	270 (81,6)	0,945
	Sí	15 (17,0)	16 (18,0)	9 (20,9)	20 (18,0)	60 (18,1)	
Medicación	No	8 (9,1)	5 (5,6)	2 (4,7)	12 (10,8)	27 (8,2)	0,531
	Sí	80 (90,9)	84 (94,4)	40 (93,0)	99 (89,2)	303 (91,5)	
IMC	Bajo Peso (<18,5)	2 (2,5)	4 (4,5)	0 (0)	3 (2,7)	9 (2,8)	0,842
	Saludable (18,5 - < 25)	54 (66,7)	58 (65,2)	28 (65,1)	67 (67,4)	207 (63,9)	
	Sobrepeso (25 - 30)	18 (22,2)	19 (21,3)	13 (30,2)	31 (27,9)	81 (25,0)	
	Obesidad (>30)	7 (8,6)	8 (9,0)	2 (4,7)	10 (9,0)	27 (8,3)	
Suplementos de Vit D	No	87 (98,9)	89 (100,0)	42 (100)	110 (99,1)	328 (99,4)	0,713
	Sí	1 (1,1)	0 (0)	0 (0)	1 (0,9)	2 (0,6)	

DE: Desviación estándar. 1T: Primer trimestre. 3T: Tercer trimestrte. IMC: Índice de masa corporal. PTH: Hormona paratiroidea

Respecto al índice de masa corporal (IMC) no resultó estadísticamente significativo, aunque cabe destacar que las mujeres que presentaban en mayor proporción valores deficientes de vitamina D eran las que tenían sobrepeso y las obesas. Ver Tabla 3 y gráficos.

El 55,8% de las embarazadas de origen español presentaban deficiencia de vitamina D (<20 ng/mL) frente al 84,6% de mujeres procedentes de otros países. El 36,1% de españolas presentaron insuficiencia (20-30 ng/mL) frente al 9,6% de extranjeras y sólo el 8% de españolas presentaron valores suficientes (>30 ng/mL) de vitamina D frente al 5,8% de extranjeras (p<0,001).Ver tabla 3.

Tabla 3. Características de las mujeres embarazadas de la comarca Baix Vinalopó y su distribución según los valores de vitamina D que presentaron en el primer trimestre.

		Vitamina D (1T)						Total		p-valor (Chi2)
		<20 ng/mL N: 197 (60,4%)		20-30 ng/mL N:104 (31,9%)		>30 mg/mL N: 25 (7,7%)		N: 326 (100%)		
		N	%	N	%	N	%	N	%	
Edad	<25	35	71,4	8	16,3	6	12,2	49	100	0,061
	25-29	42	60,0	26	37,1	2	2,9	70	100	
	30-35	95	60,9	48	30,8	13	8,3	156	100	
	>35	25	49,0	22	43,1	4	7,8	51	100	
País de origen	España	153	55,8	99	36,1	22	8,0	274	100	<0,001
	Otros	44	84,6	5	9,6	3	5,8	52	100	
IMC	< 18	4	44,4	4	44,4	1	11,1	9	100	0,33
	18,5-24,9	117	56,8	71	34,4	18	8,7	206	100	
	25-30	55	71,4	17	22,1	5	6,5	77	100	
	> 30	16	59,3	10	37,0	1	3,7	27	100	
Estación	Primavera	62	71,3	22	25,3	3	3,4	87	100	<0,001
	Verano	26	29,2	47	52,8	16	18,0	89	100	
	Otoño	32	74,4	9	20,9	2	4,7	43	100	
	Invierno	77	72,0	26	24,3	4	3,7	107	100	
Velo	No	189	59,4	104	32,7	25	7,9	318	100	<0,001
	Sí	8	100	0	0	0	0	8	100	
Fumadora	No	164	61,9	80	30,2	21	7,9	265	100	0,298
	Sí	33	55,0	24	40,0	3	5,0	60	100	
Medicación	No	19	73,1	6	23,1	1	3,8	26	100	0,386
	Sí	178	59,5	98	32,8	23	7,7	299	100	
Suplementos Vitamina D	No	197	61,0	102	31,6	24	7,4	323	100	0,118
	Sí	0	0	2	100	0	0	2	100	
PTH (1T)	N %	105	51,2	78	38,0	22	10,7	205	100	0,379*
	media (DE) [pg/mL]	24,0 (13,6)		22,5 (10,1)		20,3 (8,1)		23,02 (11,8)		

IMC: Índice de masa corporal. 1T: Primer trimestre. PTH: Hormona paratiroidea. DE: Desviación estándar.
*Sifnificancia por ANOVA

El valor medio de PTH es de 23,0 pg/mL. Sí existen diferencias significativas en los valores séricos de esta hormona según la estación del año (p<0,001), siendo más alta en verano (25,6 pg/mL) y más baja en otoño (16,1 pg/mL) como se muestra en la tabla 2. Lo esperado serían concentraciones más altas en invierno y más bajas en verano, pero debido al bajo tamaño muestral y que la mayoría de las determinaciones se encuentran dentro de los rangos normales, no es posible ver una relación inversa entre los valores de 25(OH)D y PTH. Sin embargo, esto es así cuando comparamos las concentraciones de PTH en función de los valores de 25(OH)D. De media, las pacientes con valores inferiores a 20 ng/mL de 25(OH)D mostraban valores más elevados de PTH, y las pacientes con valores superiores a 30 ng/ mL presentaban niveles más bajos de PTH, sin ser estadísticamente significativo (tabla 3).

Gráficos: Relación entre la edad y el IMC con los niveles de vitamina D en recuento y porcentaje.

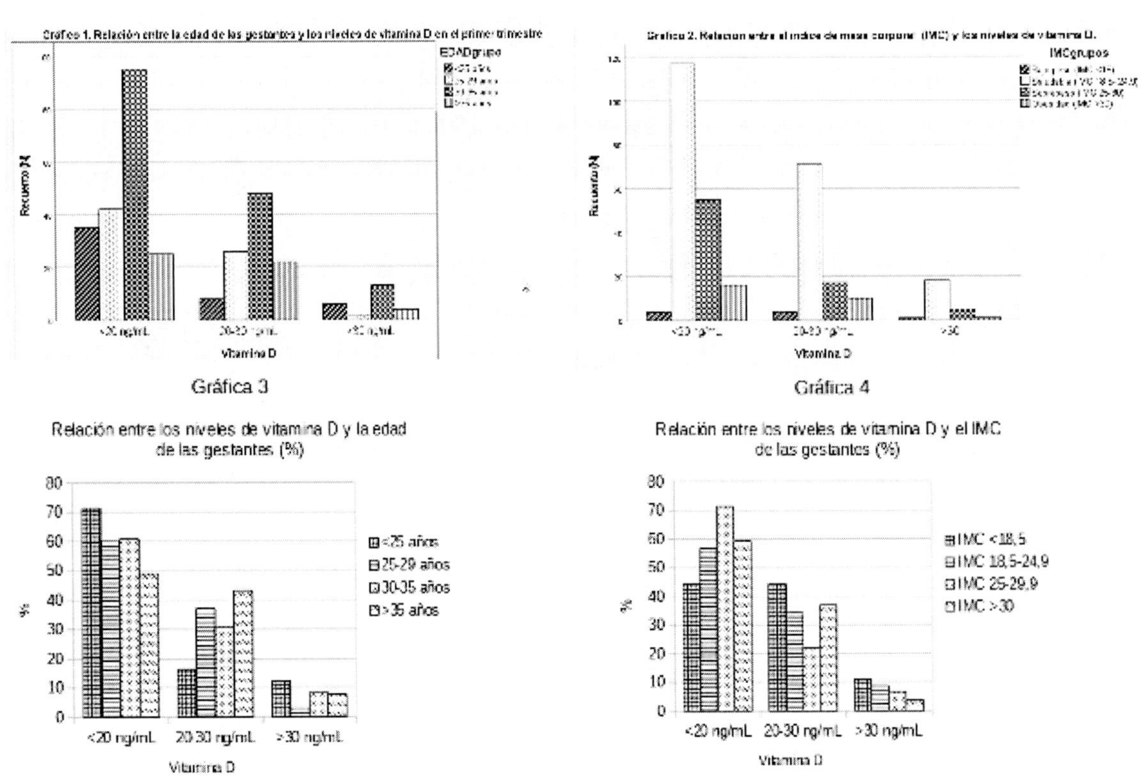

DISCUSIÓN

Tomar el Sol moderadamente es la fuente fundamental de vitamina D, por lo que no salir a tomar el Sol es la primera causa de su déficit. Entorno al 80% de la vitamina D sérica procede de la síntesis cutánea, y ésta se origina mediante la radiación solar, por lo que se podría pensar que en las zonas más soleadas hay menor prevalencia del déficit de vitamina D. Sin embargo, pese a las condiciones climatológicas favorables para la síntesis de vitamina D en España, existe una alta prevalencia de deficiencia de vitamina D. El déficit en España podría estar condicionado por varios factores:

- España se ubica por encima del paralelo 35ºN. Esto significa que, aunque el sol se sitúa más próximo a la tierra, la radiación que llega en invierno y primavera será mínima, por lo que la síntesis cutánea de vitamina D se reduce.

- Un elevado número de españoles tienen un fototipo suficientemente oscuro como para dificultar la síntesis cutánea de vitamina D. Frente a un largo tiempo bajo el Sol, los melanocitos se activan produciendo melanina. La melanina protege de las radiaciones solares y es responsable de dar color a la piel. Cuanto más oscuro sea el tono de la piel, más difícil será que la radiación UVB penetre y reaccione el 7-dehidrocolesterol.

- En el sur de España las temperaturas son más altas por lo que se procura evitar tomar al sol para prevenir el calor. Por el contrario, en el norte, con temperaturas menores y se suele cubrir el cuerpo para evitar el frio. Por lo que, en cualquiera de los casos, se ve dificultada la producción cutánea de vitamina D.

- En España, se ha promovido el uso de cremas fotoprotectoras para evitar problemas mayores como el cáncer de piel. Sin embargo, esto provoca que la prevalencia del déficit de vitamina D vaya en aumento, ya que el uso de fotoprotectores reducen hasta en un 90% los rayos UVB que penetran en la piel.

- El aporte dietético insuficiente de productos ricos en vitamina D.

- El incremento del sedentarismo o el descenso de actividades al aire libre.

La variación de la 25(OH)D según la estación del año está documentada, lo que se ajusta a nuestros resultados. Esto parece estar relacionado con distintos elementos que hacen que disminuya el efecto de la radiación solar, entre otras cosas el uso de vestimenta que proporciona una mayor cobertura en los meses fríos, el creciente uso de cremas fotoprotectoras, el cielo nuboso, la cantidad de horas en zonas exteriores y la latitud en nuestro país. En nuestro estudio el 3% de las mujeres que reconocieron usar velo y todas ellas presentan un valor por debajo de 20 ng/mL, siendo el valor medio de 6,0 ng/mL con una desviación estándar de 2,8 ng/mL.

Por otra parte, las embarazadas que presentaban sobrepeso y/u obesidad en nuestro estudio mostraban porcentajes mayores de deficiencia e insuficiencia de vitamina D. Se ha documentado que en individuos que tienen exceso de adiposidad se produce un secuestro de la vitamina D en la grasa corporal. Además, la pérdida de peso de dichos individuos conlleva la elevación de los niveles de 25(OH)D.

La segunda fuente de vitamina D es la alimentación. En nuestro estudio no fue posible estimar la dosis de vitamina D que se consume en la dieta, pero sí sabemos que la mayoría de ellas no tomaba suplementos de vitamina D. Hay un creciente número de publicaciones que argumentan la necesidad de suplementación durante el embarazo pero sin evidencias suficientes para establecerlo ni de cuál sería la cantidad adecuada. Lo más sensato, principalmente en embarazadas con características asociadas (obesidad, escasa exposición solar, piel hiperpigmentada, etc.) es fomentar estilos de vida saludables (dieta rica en vitamina D, actividades al aire libre, etc.) y estudiar individualmente la necesidad de suplementación.

LIMITACIONES

Hay una falta de estandarización adecuada en los métodos analíticos utilizados para cuantificar las concentraciones de 25(OH)D. Esto, junto con otras variables, contribuye a que las indicaciones y los umbrales no sean uniformes en las guías de sociedades científicas y agencias internacionales, basadas en resultados de estudios heterogéneos. Faltan datos sobre concentraciones aceptables de 25(OH)D en niños, mujeres embarazadas y lactantes, así como en ciertos grupos étnicos.

Por otra parte, la medición de 25(OH)D en el primer trimestre no refleja realmente la situación de la madre a lo largo de todo el embarazo.

CONCLUSIONES

Concluimos que existe una alta prevalencia de deficiencia y/o insuficiencia de vitamina D entre las mujeres en estado de nuestra región, principalmente de otoño a primavera, lo que hace plausible valorar los niveles de la vitamina D en el transcurso del embarazo y evitar así posibles resultados adversos. No sabemos cual es la cantidad de vitamina D que se ingiere en esta etapa pero es indispensable recomendar una dieta rica en vitamina D y en los casos pertinentes estudiar la posibilidad de tomar suplementos con vitamina D en especial de octubre a mayo. Entre las gestantes con sobrepeso/obesidad y en las jóvenes con edades por debajo dee 25 años se observa un mayor porcentaje de valores deficientes de vitamina D. Parece necesario extender esta información a toda la población y a los profesionales debido a la importancia de conservar unos valores óptimos de vitamina D como se evidencia en la literatura.

RECOMENDACIONES PARA SIGUIENTES INVESTIGACIONES

Sería recomendable medir la 25(OH)D en cada uno de los tres trimestres del embarazo, y así, establecer los valores medios obtenidos por trimestre y por estación del año de la extracción.

Se deberían comparar los valores con las diversas complicaciones que pueden surgir tanto en el embarazo como en el parto (diabetes, preeclamsia, parto prematuro, abortos, bajo peso al nacer, CIR…)

ASPECTOS ÉTICOS

El proyecto está aprobado por el Comité Ético de Investigación Clínica del Hospital General Unversitario de Elche. (ANEXO I)

Se otorga el certificado de capacitación del procedimiento de obtención del código de investigación responsable (COIR) a la autora del presente trabajo. (ANEXO II)

Así mismo, el equipo investigador señala la ausencia de conflicto de intereses.

APLICABILIDAD Y UTILIDAD PRÁCTICA DE LOS RESULTADOS

Es necesario dar a conocer estos resultados de prevalencia de deficiencia y/o insuficiencia de vitamina D en mujeres embarazadas ya que varios estudios la relacionan con adversidades durante el curso del embarazo. Para evitar esta situación, se deberían elaborar protocolos de prevención de factores de riesgo en el periodo inicial del embarazo, así como algoritmos de actuación según los resultados.

PRESUPUESTO

Para el desarrollo del Proyecto de Investigación "Estudio del metabolismo de la vitamina D en la población materno/infantil de la comarca del Baix Vinalopó (Departamento de salud de Elx)" realizado entre Noviembre 2010 y Diciembre 2011 se solicitó una beca en la que se incluyen gastos de equipamiento, material fungible e inventariable de 4957,17 €/ 1 año.

CONTRIBUCIÓN PERSONAL AL TRABAJO

Mi contribución personal al trabajo ha sido:

1. Búsqueda bibliográfica del problema de la deficiencia de la vitamina D, así como la posible repercusión y riesgos de la hipovitaminosis D en la población gestante.

2. Análisis de los datos recogidos durante el proyecto de investigación.

BIBLIOGRAFÍA

1. Holick MF, Chen TC. Vitamin D deficiency, a worldwide problem with health consequences. Am J Clin Nutr 2008; 87:1080S—6S.

2. Rosen CJ, Adams JS, Bikle DD, Black DM, Demay MB, Manson JE et al. The Nonskeletal Effects of Vitamin D: An Endocrine Society Scientific Statement. Endocr Rev 2012; 33: 456–92

3. Aghajafari F, Nagulesapillai T, Ronksley PE, Tough SC, O'Beirne M, Rabi DM. Association between maternal serum 25-hydroxyvitamin D level and pregnancy and neonatal outcomes: systematic review and meta-analysis of observational studies. BMJ 2013; 346: f1169.

4. Morales E, Guxens M, Llop S, Rodríguez-Bernal CL, Tardón A, Riaño I et al. INMA Project . Circulating 25-hydroxyvitamin D3 in pregnancy and infant neuropsychological development. Pediatrics 2012; 130: e913–20.

5. Rodriguez A, García-Esteban R, Basterretxea M, Lertxundi A, Rodríguez-Bernal C, Iñiguez C et al. Associations of maternal circulating 25-hydroxyvitamin D3 concentration with pregnancy and birth outcomes. BJOG 2014 Sep 11. doi: 10.1111/1471- 0528.13074.

6. Cabezuelo G, Abeledo A, Frontera P. Deficiencia de vitamina D en una madre lactante y raquitismo grave en su hijo. An Pediatr (Barc) 2005; 63: 561-8.

7. Cabezuelo G, Vidal S, Abeledo A, Frontera P. Niveles de 25-hidroxivitamina D en lactantes. Relación con la lactancia materna. An Pediatr (Barc) 2007; 66: 491-5.

8. van Schoor NM and Lips P. Worldwide vitamin D status Research agenda. Best Practice & Research Clinical Endocrinology & Metabolism 2011; 25: 671-80.

9. Holick MF, Binkley NC, Bischoff-Ferrari HA, Gordon CM, Hanley DA, Heaney RP et al. Guidelines for Preventing and Treating Vitamin D Deficiency and Insufficiency Revisited. J Clin Endocrinol Metab 2012, 97: 1153–8

10. Pilz S, Zittermann A, Obeid R, Hahn A, Pludowski P, Trummer C, Lerchbaum E, Pérez-López FR, Karras SN, März W. The Role of Vitamin D in Fertility and during Pregnancy and Lactation: A Review of Clinical Data. Int J Environ Res Public Health. 2018 Oct 12;15(10):2241.

11. Pilz S, März W, Cashman KD, Kiely ME, Whiting SJ, Holick MF, Grant WB, Pludowski P, Hiligsmann M, Trummer C, Schwetz V, Lerchbaum E, Pandis M, Tomaschitz A, Grübler MR, Gaksch M, Verheyen N, Hollis BW, Rejnmark L, Karras SN, Hahn A, Bischoff-Ferrari HA, Reichrath J, Jorde R, Elmadfa I, Vieth R, Scragg R, Calvo MS, van Schoor NM, Bouillon R, Lips P,

Itkonen ST, Martineau AR, Lamberg-Allardt C, Zittermann A. Rationale and Plan for Vitamin D Food Fortification: A Review and Guidance Paper. Front Endocrinol (Lausanne). 2018 Jul 17;9:373.

12. Bikle DD, Malmstroem S, Schwartz J. Current Controversies: Are Free Vitamin Metabolite Levels a More Accurate Assessment of Vitamin D Status than Total Levels? Endocrinol Metab Clin North Am. 2017 Dec;46(4):901-918.

13. Dominguez LJ, Farruggia M, Veronese N, Barbagallo M. Vitamin D Sources, Metabolism, and Deficiency: Available Compounds and Guidelines for Its Treatment. Metabolites. 2021 Apr 20;11(4):255.

14. Scientific Advisory Committee on Nutrition (SACN). Available online: **https://www.gov.uk/government/groups/scientific-advisory-committee-on-nutrition**

15. Cashman KD, Dowling KG, Škrabáková Z, Gonzalez-Gross M, Valtueña J, De Henauw S, Moreno L, Damsgaard CT, Michaelsen KF, Mølgaard C, Jorde R, Grimnes G, Moschonis G, Mavrogianni C, Manios Y, Thamm M, Mensink GB, Rabenberg M, Busch MA, Cox L, Meadows S, Goldberg G, Prentice A, Dekker JM, Nijpels G, Pilz S, Swart KM, van Schoor NM, Lips P, Eiriksdottir G, Gudnason V, Cotch MF, Koskinen S, Lamberg-Allardt C, Durazo-Arvizu RA, Sempos CT, Kiely M. Vitamin D deficiency in Europe: pandemic? Am J Clin Nutr. 2016 Apr;103(4):1033-44

16. Hollis BW, Wagner CL. New insights into the vitamin D requirements during pregnancy. Bone Res. 2017 Aug 29;5:17030.

17. Karras SN, Wagner CL, Castracane VD. Understanding vitamin D metabolism in pregnancy: From physiology to pathophysiology and clinical outcomes. Metabolism. 2018 Sep;86:112-123

18. Tsuprykov O, Buse C, Skoblo R, Haq A, Hocher B. Reference intervals for measured and calculated free 25-hydroxyvitamin D in normal pregnancy. J Steroid Biochem Mol Biol. 2018 Jul;181:80-87.

19. Karras SN, Koufakis T, Fakhoury H, Kotsa K. Deconvoluting the Biological Roles of Vitamin D-Binding Protein During Pregnancy: A Both Clinical and Theoretical Challenge. Front Endocrinol (Lausanne). 2018 May 23;9:259.

20. O'Callaghan KM, Hennessy Á, Hull GLJ, Healy K, Ritz C, Kenny LC, Cashman KD, Kiely ME. Estimation of the maternal vitamin D intake that maintains circulating 25-hydroxyvitamin D in

late gestation at a concentration sufficient to keep umbilical cord sera ≥25-30 nmol/L: a dose-response, double-blind, randomized placebo-controlled trial in pregnant women at northern latitude. Am J Clin Nutr. 2018 Jul 1;108(1):77-91.

21. Møller UK, Streym S, Mosekilde L, Heickendorff L, Flyvbjerg A, Frystyk J, Jensen LT, Rejnmark L. Changes in calcitropic hormones, bone markers and insulin-like growth factor I (IGF-I) during pregnancy and postpartum: a controlled cohort study. Osteoporos Int. 2013 Apr;24(4):1307-20.

22. López-Ramiro E., Rubert M., Mahillo I., de la Piedra C.. Hiperparatiroidismo secundario al déficit de vitamina D. Rev Osteoporos Metab Miner [Internet]. 2016 Jun [citad 2023Feb] ; 8(2): 55-60. Disponible en: http://scielo.isciii.es/scielo.php?script=sci_arttext&pid=S1889-836X2016000200002&lng=es.

23. Ganguly A, Tamblyn JA, Finn-Sell S, Chan SY, Westwood M, Gupta J, Kilby MD, Gross SR, Hewison M. Vitamin D, the placenta and early pregnancy: effects on trophoblast function. J Endocrinol. 2018 Feb;236(2):R93-R103.

24. Carmeliet G, Bouillon R. How Important Is Vitamin D for Calcium Homeostasis During Pregnancy and Lactation? J Bone Miner Res. 2018 Jan;33(1):13-15.

25. Giustina A, Adler RA, Binkley N, Bouillon R, Ebeling PR, Lazaretti-Castro M, Marcocci C, Rizzoli R, Sempos CT, Bilezikian JP. Controversies in Vitamin D: Summary Statement From an International Conference. J Clin Endocrinol Metab. 2019 Feb 1;104(2):234-240.

26. Matsuoka LY, Wortsman J, Haddad JG, Hollis BW. In vivo threshold for cutaneous synthesis of vitamin D3. J Lab Clin Med. 1989 Sep;114(3):301-5.

27. Heaney RP. Barriers to optimizing vitamin D3 intake for the elderly. J Nutr. 2006 Apr;136(4):1123-5.

28. Moan J, Porojnicu AC, Dahlback A, Setlow RB. Addressing the health benefits and risks, involving vitamin D or skin cancer, of increased sun exposure. Proc Natl Acad Sci U S A. 2008 Jan 15;105(2):668-73.

29. Alonso Alvarez A, Martínez Suárez V, Dalmau Serra J. Revisión. Profilaxis con vitamina D. Acta Pediatr Esp 2011; 69(3):121-127.

30. Wortsman J, Matsuoka LY, Chen TC, Lu Z, Holick MF. Decreased bioavailability of vitamin D in obesity. Am J Clin Nutr. 2000 Sep;72(3):690-3.

31. Ruiz-Ojeda FJ, Anguita-Ruiz A, Leis R, Aguilera CM. Genetic Factors and Molecular Mechanisms of Vitamin D and Obesity Relationship. Ann Nutr Metab. 2018;73(2):89-99.

32. Dovnik A, Mujezinović F. The Association of Vitamin D Levels with Common Pregnancy Complications. Nutrients. 2018 Jul 5;10(7):867.

33. van der Pligt P, Willcox J, Szymlek-Gay EA, Murray E, Worsley A, Daly RM. Associations of Maternal Vitamin D Deficiency with Pregnancy and Neonatal Complications in Developing Countries: A Systematic Review. Nutrients. 2018 May 18;10(5):640.

34. Amegah AK, Klevor MK, Wagner CL. Maternal vitamin D insufficiency and risk of adverse pregnancy and birth outcomes: A systematic review and meta-analysis of longitudinal studies. PLoS One. 2017 Mar 17;12(3):e0173605.

35. Aghajafari F, Nagulesapillai T, Ronksley PE, Tough SC, O'Beirne M, Rabi DM. Association between maternal serum 25-hydroxyvitamin D level and pregnancy and neonatal outcomes: systematic review and meta-analysis of observational studies. BMJ. 2013 Mar 26;346:f1169.

36. Purswani JM, Gala P, Dwarkanath P, Larkin HM, Kurpad A, Mehta S. The role of vitamin D in pre-eclampsia: a systematic review. BMC Pregnancy Childbirth. 2017 Jul 15;17(1):231.

37. O'Callaghan KM, Kiely M. Systematic Review of Vitamin D and Hypertensive Disorders of Pregnancy. Nutrients. 2018 Mar 1;10(3):294.

38. Akbari S, Khodadadi B, Ahmadi SAY, Abbaszadeh S, Shahsavar F. Association of vitamin D level and vitamin D deficiency with risk of preeclampsia: A systematic review and updated meta-analysis. Taiwan J Obstet Gynecol. 2018 Apr;57(2):241-247.

39. Tabesh M, Salehi-Abargouei A, Tabesh M, Esmaillzadeh A. Maternal vitamin D status and risk of pre-eclampsia: a systematic review and meta-analysis. J Clin Endocrinol Metab. 2013 Aug;98(8):3165-73.

40. Hyppönen E, Cavadino A, Williams D, Fraser A, Vereczkey A, Fraser WD, Bánhidy F, Lawlor D, Czeizel AE. Vitamin D and pre-eclampsia: original data, systematic review and meta-analysis. Ann Nutr Metab. 2013;63(4):331-40.

41. Pacheco-González RM, García-Marcos L, Morales E. Prenatal vitamin D status and respiratory and allergic outcomes in childhood: A meta-analysis of observational studies. Pediatr Allergy Immunol. 2018 May;29(3):243-253.

42. Shen SY, Xiao WQ, Lu JH, Yuan MY, He JR, Xia HM, Qiu X, Cheng KK, Lam KBH. Early life vitamin D status and asthma and wheeze: a systematic review and meta-analysis. BMC Pulm Med. 2018 Jul 20;18(1):120.

43. Song H, Yang L, Jia C. Maternal vitamin D status during pregnancy and risk of childhood asthma: A meta-analysis of prospective studies. Mol Nutr Food Res. 2017 May;61(5).

44. Aryan Z, Rezaei N, Camargo CA Jr. Vitamin D status, aeroallergen sensitization, and allergic rhinitis: A systematic review and meta-analysis. Int Rev Immunol. 2017 Jan 2;36(1):41-53.

45. Wei Z, Zhang J, Yu X. Maternal vitamin D status and childhood asthma, wheeze, and eczema: A systematic review and meta-analysis. Pediatr Allergy Immunol. 2016 Sep;27(6):612-9

46. Christensen N, Søndergaard J, Fisker N, Christesen HT. Infant Respiratory Tract Infections or Wheeze and Maternal Vitamin D in Pregnancy: A Systematic Review. Pediatr Infect Dis J. 2017 Apr;36(4):384-391.

47. Fried DA, Rhyu J, Odato K, Blunt H, Karagas MR, Gilbert-Diamond D. Maternal and cord blood vitamin D status and childhood infection and allergic disease: a systematic review. Nutr Rev. 2016 Jun;74(6):387-410.

48. Wang T, Shan L, Du L, Feng J, Xu Z, Staal WG, Jia F. Serum concentration of 25-hydroxyvitamin D in autism spectrum disorder: a systematic review and meta-analysis. Eur Child Adolesc Psychiatry. 2016 Apr;25(4):341-50.

49. Pet MA, Brouwer-Brolsma EM. The Impact of Maternal Vitamin D Status on Offspring Brain Development and Function: a Systematic Review. Adv Nutr. 2016 Jul 15;7(4):665-78

50. Veena SR, Gale CR, Krishnaveni GV, Kehoe SH, Srinivasan K, Fall CH. Association between maternal nutritional status in pregnancy and offspring cognitive function during childhood and adolescence; a systematic review. BMC Pregnancy Childbirth. 2016 Aug 12;16:220.

51. Modabbernia A, Velthorst E, Reichenberg A. Environmental risk factors for autism: an evidence-based review of systematic reviews and meta-analyses. Mol Autism. 2017 Mar 17;8:13.

52. Villalobos M, Tous M, Canals J, Arija V. Vitamina D durante el embarazo y neurodesarrollo del niño: revisión sistemática. An. psicol. [Internet]. 2 de agosto de 2019 [citado 17 de enero de 2023];35(3):389-96.

53. Chen Y, Zhu B, Wu X, Li S, Tao F. Association between maternal vitamin D deficiency and small for gestational age: evidence from a meta-analysis of prospective cohort studies. BMJ Open. 2017 Aug 27;7(8):e016404

54. Wei SQ, Qi HP, Luo ZC, Fraser WD. Maternal vitamin D status and adverse pregnancy outcomes: a systematic review and meta-analysis. J Matern Fetal Neonatal Med. 2013 Jun;26(9):889-99

55. Qin LL, Lu FG, Yang SH, Xu HL, Luo BA. Does Maternal Vitamin D Deficiency Increase the Risk of Preterm Birth: A Meta-Analysis of Observational Studies. Nutrients. 2016 May 20;8(5):301.

56. Aghajafari F, Letourneau N, Mahinpey N, Cosic N, Giesbrecht G. Vitamin D Deficiency and Antenatal and Postpartum Depression: A Systematic Review. Nutrients. 2018 Apr 12;10(4):478

57. Trujillo J, Vieira MC, Lepsch J, Rebelo F, Poston L, Pasupathy D, Kac G. A systematic review of the associations between maternal nutritional biomarkers and depression and/or anxiety during pregnancy and postpartum. J Affect Disord. 2018 May;232:185-203.

58. Amini S, Jafarirad S, Amani R. Postpartum depression and vitamin D: A systematic review. Crit Rev Food Sci Nutr. 2019;59(9):1514-1520

59. Sparling TM, Nesbitt RC, Henschke N, Gabrysch S. Nutrients and perinatal depression: a systematic review. J Nutr Sci. 2017 Dec 20;6:e61

60. Galthen-Sørensen M, Andersen LB, Sperling L, Christesen HT. Maternal 25-hydroxyvitamin D level and fetal bone growth assessed by ultrasound: a systematic review. Ultrasound Obstet Gynecol. 2014 Dec;44(6):633-40.

61. Lykkedegn S, Sorensen GL, Beck-Nielsen SS, Christesen HT. The impact of vitamin D on fetal and neonatal lung maturation. A systematic review. Am J Physiol Lung Cell Mol Physiol. 2015 Apr 1;308(7):L587-602.

62. Bianchi S, Maffei S, Prontera C, Battaglia D, Vassalle C. Preanalytical, analytical (DiaSorin LIAISON) and clinical variables potentially affecting the 25-OH vitamin D estimation. Clin Biochem. 2012 Dec;45(18):1652-7.

63. Valcour A, Zierold C, Blocki FA, Hawkins DM, Martin KJ, Rao SD, Bonelli F. Trueness, precision and stability of the LIAISON 1-84 parathyroid hormone (PTH) third-generation assay: comparison to existing intact PTH assays. Clin Chem Lab Med. 2018 Aug 28;56(9):1476-1482.

ANEXO I

INFORME DEL COMITÉ DE ÉTIC

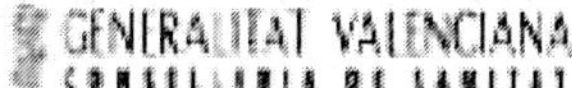

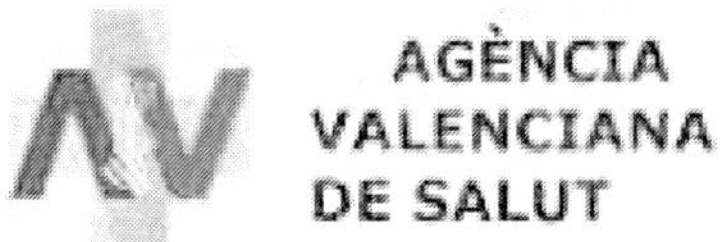

HOSPITAL GENERAL UNIVERSITARIO DE ELCHE

INFORME DEL COMITÉ ÉTICO DE INVESTIGACIÓN CLINICA

En relación con el Proyecto de Investigación **"Estudio del metabolismo de la vitamina D en la población materno/infantil de la comarca del Baix Vinalopó (Departamento de Salud Elx)"**, presentado por la **Dra. María Teresa Fajardo Giménez facultativa del Servicio de Análisis Clínicos del Hospital General Universitario de Elche,** y evaluado por el Comité Ético de Investigación Clínica del Hospital General Universitario de Elche en la reunión de fecha 25 de mayo de 2010 tal y como queda reflejado en el acta de la reunión

Informamos que:

Se cumplen los requisitos necesarios de idoneidad del Proyecto de Investigación en relación con los objetivos del estudio y están justificados los riesgos y molestias previsibles para el sujeto.

El diseño del estudio es correcto y adecuado para responder a los objetivos planteados.

La capacidad del Investigador y los medios disponibles son apropiados para llevar a cabo el estudio.

Por todo ello, este Comité informa favorablemente dicho proyecto.

Elche, 26 de Mayo de 2010.

Fdo.: Dr. Alberto Martín Hidalgo
Secretario del CEIC del Hospital General Universitario de Elche

ANEXO II

CERTIFICADO COIR

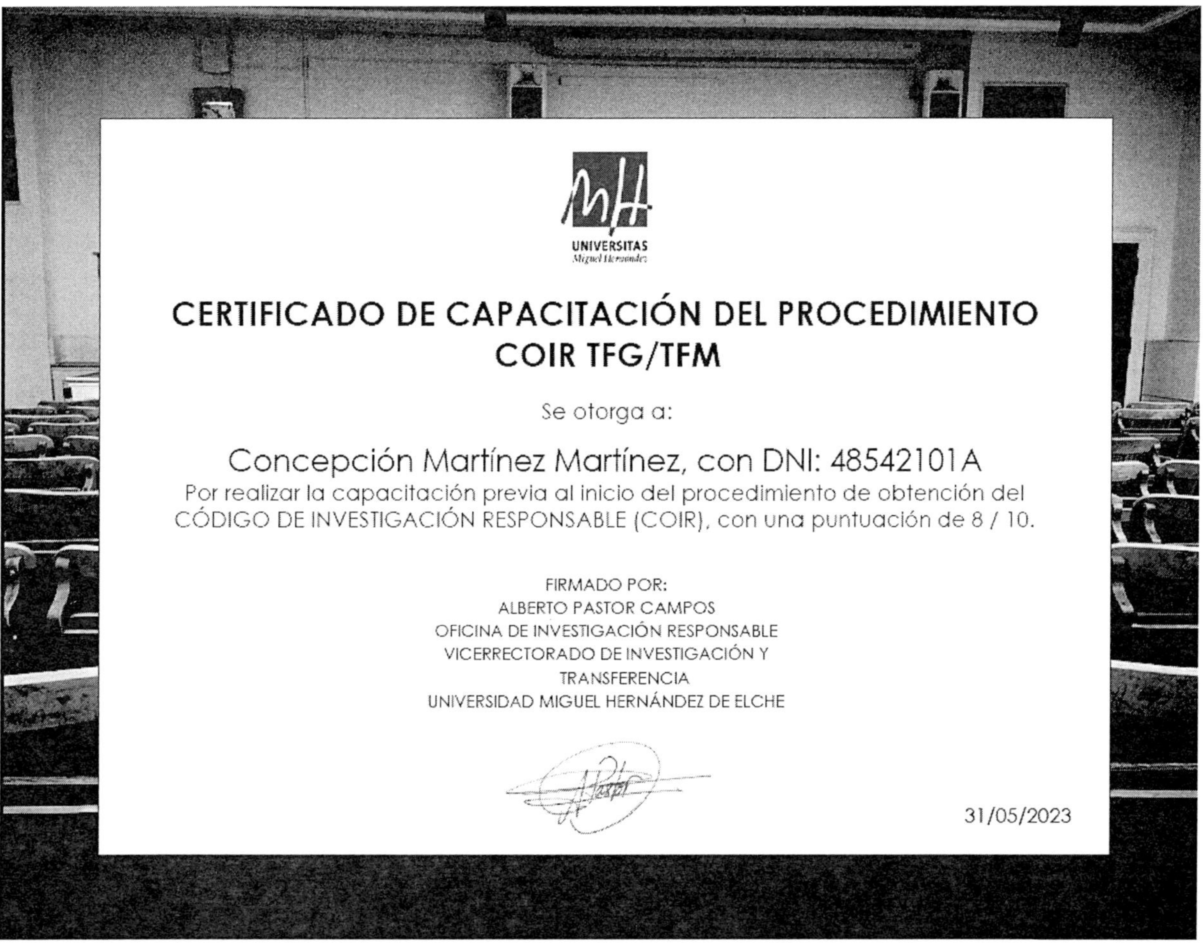

ANEXO III

CONSENTIMIENTO INFORMADO

CONSENTIMIENTO INFORMADO PARA EL ANÁLISIS DE DATOS DEL PROYECTO "ESTUDIO DEL METABOLISMO DE LA VITAMINA D EN LA POBLACIÓN MATERNO/INFANTIL DE LA COMARCA DEL BAIX VINALOPÓ (DEPARTAMENTO DE SALUD DE ELX)"

D. .... como paciente, de .... años de edad, con domicilio en…………………………………………………………………………………… ……………………………………………………………………………………….. DNI nº ……………………………………

DECLARO:

Que el/la Dr./Dra..., me ha explicado que:

1.- Identificación, descripción y objetivos del procedimiento.

La falta de vitamina D en las mujeres embarazadas puede perjudicar la salud de la madre y el niño si no es diagnosticada y tratada adecuadamente. Múltiples estudios muestran que la falta de vitamina D ocurre con extraordinaria frecuencia. Es por eso que la estamos invitando a participar de este estudio de investigación, para así poder obtener datos de este problema en nuestra área de salud. Este estudio cuenta con la aprobación del Comité de Ética del Hospital General Universitario de Elche (HGUE).

Objetivo del estudio: conocer la cantidad de embarazadas con falta de vitamina D en la población de usuarias que se asisten al HGUE.

En qué consiste el estudio: se le extraerá una muestra de sangre (a cargo de las enfermeras del HGUE), y luego deberá responder un cuestionario que consta de preguntas sobre algunos de sus hábitos. Es muy importante que responda a todas las preguntas. Este cuestionario es anónimo, o sea que su nombre no figurará en ningún lado, solo se solicitarán datos como edad, sexo, nivel de educación, teléfono. Los encuestadores son facultativos, residentes, ginecólogos, enfermeras o técnicos de laboratorio capacitados para hacerle la encuesta. Después de tener todos los cuestionarios completos, se analizan las respuestas, estos son los resultados y se sacan las conclusiones del mismo, que se publican en revistas nacionales y/o en el exterior. En ningún caso su nombre aparecerá en ninguna publicación ni en presentaciones orales del trabajo.

2.-Beneficios:

Yo no recibiré ninguna compensación económica ni otros beneficios, sin embargo si las investigaciones tuvieran éxito, estoy contribuyendo a obtener una información muy importante para la salud, y de acuerdo a estos resultados se podrían implementar campañas de educación para profesionales y para la población, orientadas al diagnóstico y tratamiento oportuno de este problema, con el objetivo de mejorar la salud de las madres y sus hijos y prevenir complicaciones. Ya que la falta de vitamina D en las mujeres embarazadas puede alterar la salud de la madre y el niño, si no es diagnosticada y tratada adecuadamente puede favorecer el desarrollo de enfermedades crónicas.

3.- Alternativas razonables

La decisión de permitir el análisis de mis datos es totalmente voluntaria, pudiendo negarme e incluso pudiendo revocar mi consentimiento en cualquier momento, sin tener que dar ninguna explicación.

4.- Consecuencias previsibles de su realización y de la no realización

Si decido libre y voluntariamente permitir la evaluación de mis datos, tendré derecho a decidir ser o no informado de los resultados de la investigación, si es que ésta se lleva a cabo.

5.- Riesgos frecuentes y poco frecuentes

Los riesgos son mínimos y están relacionados con las complicaciones de la extracción de sangre que son raras (dolor, machucón en la zona puncionada, sangrado, y que generalmente se evitan con una buena técnica de extracción y con la compresión mantenida con un algodón de la zona de punción).

6.- Protección de datos personales y confidencialidad.

La información sobre mis datos personales y de salud será incorporada y tratada en una base de datos informatizada cumpliendo con las garantías que establece la Ley de Protección de Datos de Carácter Personal y la legislación sanitaria. La cesión a otros centros de investigación de la información contenida en las bases de datos y relativa a mi estado de salud, se realizará mediante un procedimiento de disociación por el que se generará un código de identificación que impida que se me pueda identificar directa o indirectamente. Asimismo, se me ha informado que tengo la posibilidad de ejercitar los derechos de acceso, rectificación, cancelación y oposición al tratamiento de datos de carácter personal, en los términos previstos en la normativa aplicable. Si decidiera revocar el consentimiento que ahora presto, mis datos no serán utilizados en ninguna investigación después de la fecha en que haya retirado mi consentimiento, si bien, los datos obtenidos hasta ese momento seguirán formando parte de la investigación.

Yo entiendo que:
Mi elección es voluntaria, y que puedo revocar mi consentimiento en cualquier momento, sin tener que dar explicaciones y sin que esto repercuta en mis cuidados médicos. Otorgo mi consentimiento para que el Hospital General Universitario de Elche utilice mis datos para investigaciones médicas, manteniendo siempre mi anonimato y la confidencialidad de mis datos. La información y el presente documento se me han facilitado con suficiente antelación para reflexionar con calma y tomar mi decisión libre y responsablemente.

He comprendido las explicaciones que se me han facilitado en un lenguaje claro y sencillo y el facultativo que me ha atendido me ha permitido realizar todas las observaciones y me ha aclarado todas las dudas que le he planteado.

Observaciones: ....
....

Por ello, manifiesto que estoy satisfecho con la información recibida y en tales condiciones estoy de acuerdo y CONSIENTO PERMITIR EL USO DE MIS DATOS CLÍNICOS Y DEMOGRÁFICOS PARA INVESTIGACIÓN.

En ...., ….. de .... de 20...

Firma del paciente   Firma de un testigo   Firma del médico DNI:

Fdo.: ....   Fdo.:.............................   Fdo.:.................................

(Nombre y apellidos)   (Nombre y apellidos)   (Nombre y apellidos)

REVOCACIÓN DEL CONSENTIMIENTO PARA PERMITIR EL USO DE MIS DATOS CLÍNICOS Y DEMOGRÁFICOS PARA INVESTIGACIÓN.

D./Dª ....

.... como paciente (o representante del paciente D ....

….......................……………………………….), de …… años de edad, con domicilio en

……………….........……………….…...........……..…...

….................................... DNI. Nº ....

Revoco el consentimiento prestado en fecha..................................... , que doy con esta fecha por finalizado, sin tener que dar explicaciones y sin que esto repercuta en mis cuidados médicos.

En ...., ……..de .... de 20..

Firma del paciente   Firma de un testigo   Firma del médico

                                    DNI:

Fdo.: ....   Fdo.:...........................…   Fdo.:.................................

(Nombre y apellidos)   (Nombre y apellidos)   (Nombre y apellidos)